olombat.

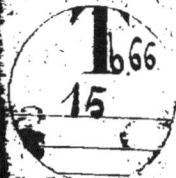

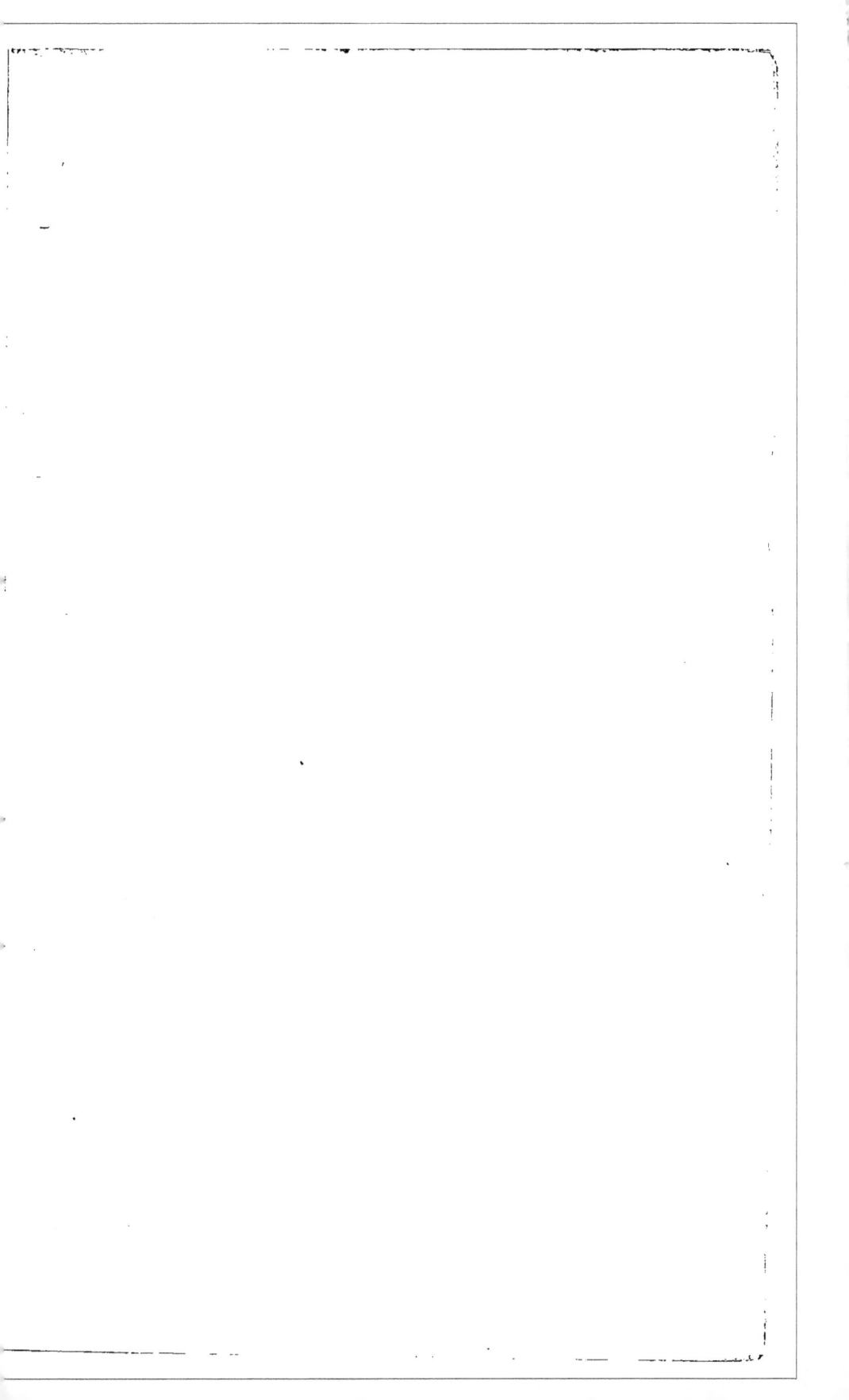

MÉMOIRE

SUR L'HISTOIRE PHYSIOLOGIQUE

DE LA

VENTRILOQUIE

OU

ENGASTRIMYSME.

PAR

COLOMBAT, DE L'ISÈRE,

DOCTEUR EN MÉDECINE ET FONDATEUR DU GYMNASE
ORTHOPHONIQUE DE PARIS, CHEVALIER DE LA LÉGION-D'HONNEUR,
LAURÉAT DE L'ACADÉMIE DES SCIENCES, MEMBRE DE LA SOCIÉTÉ PHILOTECHNIQUE,
DE LA SOCIÉTÉ ANATOMIQUE ET DE LA SOCIÉTÉ DES SCIENCES PHYSIQUES
ET CHIMIQUES DE PARIS,
DE CELLE DES SCIENCES DE STRASBOURG,
DU CERCLE CHIRURGICAL DE MONTPELLIER, DE LA SOCIÉTÉ
MÉDICO-CHIRURGICALE DE LYON, DE L'INSTITUT
HISTORIQUE DE FRANCE. ETC., ETC.

> Les hommes ignorants et superstitieux
> ont toujours attribué à des causes surnatu-
> relles et diaboliques tout ce qui dépassait
> leur intelligence.   COLOMBAT DE L'ISÈRE.
> (*Dict. de la Conversation*, t. XIV, p. 138.)

Paris,

IMPRIMERIE DE MOQUET ET COMPAGNIE,
RUE DE LA HARPE, 90.

1840.

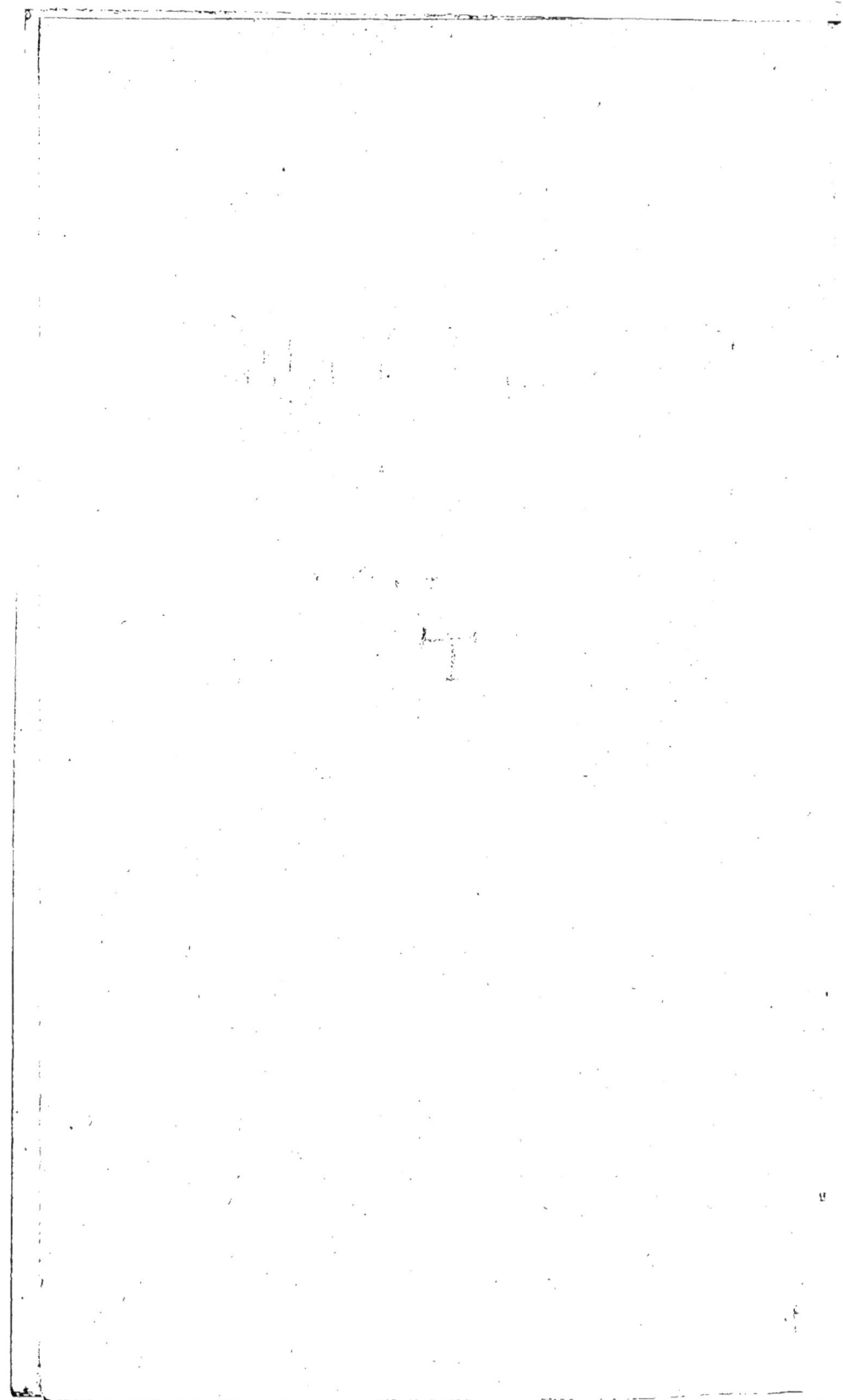

MÉMOIRE

SUR L'HISTOIRE PHYSIOLOGIQUE

DE LA

VENTRILOQUIE

OU

ENGASTRIMYSME.

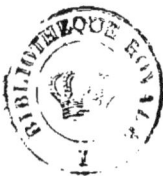

> Les hommes ignorants et superstitieux
> ont toujours attribué à des causes surnatu-
> relles et diaboliques tout ce qui dépassait
> leur intelligence. COLOMBAT DE L'ISÈRE.
> *(Dict. de la Conversation, t. XIV, p. 138.)*

La ventriloquie ou engastrimysme, du grec ἐν
dans, γαστήρ *ventre* et μῦθος *parole,* ce qui voudrait
dire *parole du ventre,* est une espèce de voix sourde,
tantôt lointaine, tantôt rapprochée, qui produit les
illusions vocales les plus extraordinaires et les plus
variées.

L'art des ventriloques a été connu de la plus haute
antiquité, car il en est question dans le livre d'*Hippo-
crate* (1), et dans d'autres auteurs des temps les plus
reculés. *Aristophane* parle d'un certain *Eurycle* qui

(1) Epidem. lib. V et VII.

était ventriloque et qui se faisait passer pour devin dans la ville d'Athènes. Il paraît même que chez les peuples anciens la ventriloquie était spécialement réservée aux magiciens et aux pythonisses qu'on désignait aussi sous le nom d'*engastrimenthes* ou ventriloques. Telle était la femme qui d'après la Bible (1) évoque l'ombre de *Samuel* à la prière du roi *Saül* ; telle était aussi, suivant *Saint Augustin* (2), la pythonisse dont il est question dans les actes des apôtres (3).

Cicéron (4) parle de certaines femmes qui *recevaient* le démon dans leur ventre d'où elles tiraient les réponses aux demandes qu'on leur adressait. Cet illustre orateur, ainsi que quelques autres auteurs, nous ont représenté la *pythonisse* de Delphes montée sur le trépied, les jambes écartées, et rendant des oracles dans des accès de fureur, lorsque l'*esprit fatidique* avait pénétré en elle. *Tertulien* rapporte que d'autres *ventriloques*, devineresses, prophétisaient la bouche fermée et rendaient les oracles par les organes sexuels. *Cœlius Rhodiginus* (5) assure avoir vu une femme réellement ventriloque ; enfin l'un des plus savants critiques du XVI siècle, *Adrien Turnebe* (6) mort à Paris, en 1565, rapporte qu'un homme qui

(1) Reg. lib 1. Cap. 28.
(2) De doct. christian. Cap. 28. lib. II.
(3) Act apostol. Cap. XVI.
(4) De divinat. lib. II.
(5) Cæl Rhod. Cap. X. lib. VIII.
(6) Libel. de vin. meibom. Comment.

courait le monde, pouvait sans remuer les lèvres, faire un bruit considérable et proférer distinctement quelques paroles; le même auteur ajoute que ce ventriloque tirait beaucoup d'argent de tous ceux qu'un phénomène aussi singulier attirait auprès de lui. Nous ajouterons encore que M. *James* (1) parle, d'après *Selden*, d'un garçon des environs de Londres, âgé de vingt ans, à qui on avait donné le surnom de *the Speaking-Smith*, qui possédait l'art de la ventriloquie à un haut degré de perfection; le même auteur dit aussi avoir vu deux autres ventriloques dont une femme, qui parcouraient l'Angleterre en mendiant et qui étaient plus extraordinaires encore que les deux précédents. Avant de terminer ce que nous avions à dire sur l'histoire des fameux ventriloques, nous ne pouvons nous dispenser de citer le célèbre *Fitz-James*, le plus remarquable de ceux dont on a pu conserver le souvenir en Angleterre. Ce n'était pas seulement les sons articulés qu'il savait contrefaire avec une grande perfection. Il faisait autant d'illusion lorsqu'il imitait les bruits confus et discordants, tels que ceux des querelles de la populace, des roues mal engraissées, des scies, des soufflets d'une forge, etc., etc. Mais c'est en France particulièrement que l'histoire du ventriloquisme trouve des faits les plus authentiques et les plus propres à répandre quelques lumières sur les procédés et les effets des illu-

(1) **Dict.** universel de méd. Tom. **I,** page 486.

sions vocales de cet art. Sans vouloir parler ici des contemporains, entre autres M. *Comte*, qui procure encore de nos jours au public parisien l'occasion d'admirer son talent, et M. *Alexandre Vatemare*, qui joint à l'art du ventriloque le mérite d'être le mime le plus prodigieux qui peut-être ait jamais existé, nous citerons *Louis Brabant* (1), valet

(1) *Louis Brabant* est peut-être le plus singulier ventriloque dont on ait parlé, sans en excepter les modernes. Ce fut l'amour qui développa son talent. Sans fortune, né dans une position obscure, il conçut pour une jeune, riche et belle héritière une passion qui ne fut point heureuse. Les parents repoussèrent comme une insulte la proposition d'accepter pour gendre un homme trop au-dessous d'eux. Le père de la jeune personne étant mort, *Louis Brabant* fit une visite à sa veuve, et dès qu'il eut mit le pied dans la maison, cette dame entendit une voix qui paraissait venir d'en haut, et qu'elle crut être celle de son défunt mari : « Donnez ma « fille à *Louis Brabant*, disait cette voix ; il est très riche et a un « excellent caractère. Je souffre actuellement en purgatoire une « juste, mais douloureuse punition, parce que je me suis opposé à « un mariage aussi bien assorti. Fais ce que je te recommande et « je monterai au ciel ». Quelques moments après, la veuve vit entrer l'époux désigné pour sa fille ; elle ne put soupçonner, non plus qu'aucune autre personne de la maison, qu'il eût servi d'interprète au père du défunt ; il avait attendu dans l'antichambre, en silence, que la mère fût visible ; ses lèvres avaient été immobiles, ainsi que son visage. L'ordre d'en haut était formel, il fallut y souscrire ; le mariage fut résolu.

Ce premier pas n'était pas le plus difficile à faire : l'argent devenait indispensable ; mais comment s'en procurer ? L'audacieux *Brabant* jeta les yeux sur un vieux banquier dont les caisses s'étaient remplies à force d'usures et d'extorsions. Cet homme commençait à sentir quelques remords, au milieu de ses trésors mal acquis : l'avenir, l'autre vie, s'offraient à sa pensée sous un aspect menaçant. *Brabant* profita de ses terreurs. Ayant obtenu, sous quelques prétextes, une entrevue avec M. *Cornu* (c'était le nom du personnage), il fit tomber la conversation sur le purgatoire, l'enfer, les démons, les spectres ; la physionomie du vieil avare annonçait une profonde émotion ; dans un intervalle de silence, une voix effrayante se fait entendre : c'était l'âme du père de

de chambre du roi *François* Ier, et *Saint-Gille* (1),
épicier de Saint-Germain-en-Laye, qui vivait vers
le milieu du 18e siècle, et qui n'exerça son talent
qu'en amateur, sans en tirer jamais aucun profit.

Cornu, sortie pour quelques moments des feux du purgatoire, où
elle devait faire un bien long séjour, à moins que son fils ne ter-
minât ses cruel les souffrances par une œuvre de miséricorde. Si
une forte somme d'argent n'était point remise à *Brabant* pour
racheter des chrétiens tombés entre les mains des Turcs, le fils
n'échapperait point à la damnation éternelle que ses péchés avaient
méritée, et le père aurait à supporter pendant quelques siècles
de plus toute l'ardeur des flammes du purgatoire. L'avarice tint
ferme contre les flammes d e l'enfer; le vieillard, quoique frappé
d'une terreur qui le privait de tout repos, gardait ses écus; il fallut une seconde visite et de plus fortes sollicitations pour le décider
à se séparer d'une partie de son immense trésor. Cette fois, ce ne
fut pas seulement son père, mais tous les morts de sa connaissance
qui vinrent l'assourdir de leurs sollicitations, le menaçant des
plus épouvantables supplices. Tous les saints du calendrier furent invoqués; le vacarme était devenu infernal; le banquier
ne put le soutenir plus long-temps, et pour le faire cesser, il remit
dix mille couronnes au rusé *Brabant*. Le jeune homme revint auprès
de sa maîtresse, et l'hymen s'accomplit enfin. Quelque temps
après, *Cornu* acquit la certitude qu'il avait été joué; il en conçut
un chagrin si violent, qu'il ne put survivre à la perte de ses dix
mille couronnes.

(1) Un violent orage ayant un jour contraint le célèbre ventriloque *Saint-Gilles* de se réfugier dans un couvent de religieux,
près de St-Germain, il profita, pour se mettre à couvert, de l'hospi-
talité qui lui était offerte. Toute la communauté déplorait alors
la mort de l'un de ses membres très estimé qu'elle venait de per-
dre; on fit voir à l'étranger la tombe de cet homme de bien. A
cette vue, les religieux furent frappés d'étonnement : la voix du
défunt se faisait entendre; il reprochait sévèrement la tiédeur de
leurs prières pour délivrer son âme des flammes du purgatoire,
et lui ouvrir le ciel. Tous se rassemblent aussitôt dans l'église;
l'office des morts fut célébré avec ferveur, et, tandis que les moines
chantaient le *De Profundis*, l'âme soulagée exprimait sa satisfaction
et sa reconnaissance. Cet événement fit beaucoup de bruit : le
supérieur du couvent y trouva des motifs pour tonner en chaire
contre l'incrédulité du siècle. M. *Saint-Gille* ne parvint que très

Si, presque jusqu'à notre époque, on a regardé les ventriloques comme des possédés du démon, c'est parce que les hommes ignorants et superstitieux ont toujours attribué à des causes surnaturelles et diaboliques tout ce qui dépassait leur intelligence. Les progrès des sciences ayant à peu près dissipé les ténèbres de la superstition et éclairé l'horizon de l'esprit humain, on a des idées plus exactes sur les prodiges et les illusions de la ventriloquie, et l'on est aujourd'hui d'accord sur ce point, que cet art peut s'apprendre comme un autre, et que ses effets, en apparence magiques, sont dus à un ordre spécial d'action des organes vocaux.

Mais, nous dira-t-on, quel est donc le mécanisme physiologique qui produit cette illusion particulière de la voix ?

difficilement à faire cesser les dangereux effets de son imprudente plaisanterie.

Une aventure moins sérieuse fournit, en 1771, à M. *Saint Gille* l'occasion d'exercer son talent devant MM *Leroy* et *Fouchy*, commissaires de l'Académie des sciences, et plusieurs autres personnes du plus haut rang. On avait répandu le bruit qu'un esprit aérien se faisait entendre dans les environs de Saint-Germain ; il s'agissait de constater si le fait était réel, et d'en rechercher la cause. Toute la compagnie était dans le secret, à l'exception d'une dame qui était, sans le soupçonner, le sujet d'une expérience. On fit un dîner à la campagne, en plein air : tandis qu'on était à table, l'esprit ne manqua pas de jouer son rôle, s'adressant particulièrement à la dame, tantôt suspendu en l'air, tantôt au sommet des arbres, descendant à terre, se r pprochant, s'éloignant, s'enfonçant dans le sol, d'où sa voix ne cessait point de se faire entendre très distinctement. Il soutint la conversation pendant plus de deux heures, si bien que son interlocutrice fut pleinement convaincue de l'existence de ce sylphe, génie ou sorcier, et que, lorqu'on lui eut révélé le mystère, elle doutait encore que ce qu'elle avait entendu ne fût qu'une illusion.

Avant de donner notre opinion sur un sujet si peu étudié et si peu connu, nous allons rappeler succinctement celles des physiologistes et des ventriloques qui se contredisent le plus souvent.

D'abord, on a toujours cru, et presque tous les gens du monde le croient encore, que la voix des ventriloques était produite dans le ventre, et c'est d'après cette idée que l'on a si mal à propos créé le nom de *ventriloque*. *Rolandi* (1) disait que lorsque les deux feuillets, ordinairement unis de la duplicature du médiastin, restaient séparés, la voix semblait parvenir de la cavité pectorale et que les individus étaient ventriloques.

Amman, Nollet et *Haller* disaient que la voix des ventriloques se formait pendant l'inspiration.

En 1770, le baron *de Mengen*, colonel autrichien, qui était engastrimythe, donna l'explication suivante qu'il avait faite, disait-il, d'après lui-même : la langue se pressait contre les dents, et la joue gauche y circonscrivait une cavité dans laquelle la voix était produite avec de l'air tenu en réserve dans le gosier. Les sons prenaient alors un timbre creux et sourd qui faisait croire qu'ils venaient de loin. Il fallait, suivant lui, ménager l'air et respirer le moins souvent possible.

Dumas et *Lauth* (2) disaient que la ventriloquie

(1) *Aglosso stomagraphia, cap.* 6, *tit.* 3.
(2) Mémoires de la Société des sciences et arts de Strasbourg.

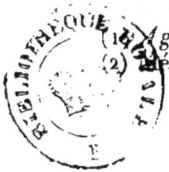

était une rumination des sons qui, après avoir été formés dans le larynx, étaient repoussés dans la poitrine, où ils prenaient un timbre particulier et ne sortaient qu'avec un caractère sourd et lointain qui était cause de l'illusion.

MM. *Richerand* et *Fournier* (1) sont d'avis que la voix, formée dans la glotte, est refoulée ensuite dans les poumons, d'où elle ne sort plus que d'une manière graduelle, pour être étouffée alors par le larynx, qui réagit sur elle comme la sourdine d'un instrument de musique.

M. *Comte,* notre célèbre ventriloque, dit que la voix se forme, comme à l'ordinaire, au larynx, mais que le jeu des autres parties de l'appareil la modifie, et que l'inspiration la dirige dans le thorax où elle résonne.

Suivant M. *Dugald Stewart* (Philosophie de l'esprit humain, tom. III), l'art du ventriloque exige la réunion de deux facultés distinctes, mais le plus souvent séparées: l'une est un organe susceptible de diverses modifications; et l'autre est une sorte d'instinct et d'aptitude mimique, qui est indispensable pour reproduire exactement les diverses inflexions de la voix.

Le docteur *Herschell,* dont le prodigieux génie suit la trace de son illustre père dans le champ sans limites de l'astronomie et de toutes les sciences phy-

(1) Grand dict. des sciences médicales.

siques , a dit dans son savant *Traité sur le son*, que le ventriloquisme était un art fondé sur la propriété du son de ne pas se propager en ligne droite ; d'où il résulte que l'oreille de l'homme ne peut pas juger avec exactitude la direction dans laquelle elle a été atteinte par les ondulations sonores. Selon ce célèbre astronome, cette incapacité de l'oreille, qui fait attribuer un caractère surnaturel à des sons qui ont une origine fort simple et facilement explicable, ne dépend pas d'une imperfection des organes auditifs, mais bien de la nature même du son dont l'angle d'incertitude varie à l'infini suivant l'état de l'air et la nature des objets voisins. M. *Herschell* dit aussi que la voix des ventriloques se forme dans la gorge sans que la bouche et les lèvres y soient pour rien, et il ajoute que la déception résultant de ces sons artificiels vient de la différence qui existe entre eux et ceux qui sont produits par le mécanisme naturel de la voix.

Enfin, M. le docteur *Lespagnol* (1) a soutenu dans une thèse, que c'est principalement à l'aide du voile du palais que l'on peut modifier les sons de manière à graduer l'intensité de la voix pour produire l'illusion de la ventriloquie. Cette dernière théorie se rapproche beaucoup de la nôtre, car elle n'en diffère que parce que son auteur ne parle que de l'action du voile du palais, et dit que c'est seulement cette action qui

(1) Dissertation inaugurale. Paris, 1811.

produit l'engastrimysme, en empêchant que l'air ne sorte par les fosses nasales. Toute la différence, dit M. *Lespagnol*, qui existe entre la voix qui vient de près et la voix qui vient de loin, c'est que dans la première on entend les sons qui sortent de la bouche et du nez, tandis que, dans la seconde, ils ne sortent que de la cavité buccale. Ce que dit ce médecin sur la sortie de l'air est un fait que chacun peut vérifier, si surtout on veut employer le mécanisme vocal que nous allons bientôt indiquer, comme étant celui qui, selon nous, produit la ventriloquie. D'après cela, pour parler comme les engastrimystes, ou si l'on aime mieux, *pour parler du ventre*, comme on le dit si improprement dans le monde, il n'est pas besoin d'avoir une conformation particulière des organes de la respiration et de la voix ; il suffit seulement d'être doué d'une certaine souplesse de la partie supérieure de l'appareil phonateur, et avec un peu d'habitude et d'exercice, on parvient assez facilement à produire toutes les illusions vocales qui constituent l'art des ventriloques.

Comme, d'une part, les hommes ont, en général, un penchant secret et involontaire qui les porte à imiter toutes les actions dont ils sont témoins, et que, d'un autre côté, on a observé que, de tous nos organes, nul n'était plus propre à l'imitation que celui de la voix, nous croyons ne pas trop nous avancer en disant qu'une personne, surtout si elle est jeune, qui vivrait dans la société d'un ventriloque, ne tarderait pas à le devenir presque involontairement, de même que deux individus qui vivent long-temps ensemble finissent par être à l'unisson pour le ton de la voix, et, ce qui est plus admirable encore, leur voix acquiert à peu près le même timbre.

Convaincu que, pour être ventriloque, il suffisait d'avoir des organes vocaux bien conformés et très mobiles, ainsi que des poumons très amples et perméables à l'air, et comme d'ailleurs nous croyons remplir toutes ces conditions, nous sommes parvenu, en faisant sur nous-même des expériences sur la voix, à imiter assez bien celle des engastrimystes ; il ne nous manque, pour produire toutes les illusions qui constituent leur art, qu'une certaine habitude et surtout la faculté si prédominante chez eux d'imiter toutes les inflexions vocales.

Pour produire la voix des ventriloques nous employons le mécanisme suivant : d'abord, après avoir fait une profonde inspiration, qui a pour but d'introduire une grande quantité d'air dans la poitrine, nous contractons très fortement le voile du palais, le pharynx, le larynx, la base de la langue et tous les muscles expirateurs, de manière à ce que l'émission de la voix s'effectue en chassant le moins possible d'air hors des poumons, et de telle sorte que les sons ne retentissent que dans la bouche et non dans les fosses nasales, comme cela a lieu dans la voix ordinaire. Ce résultat est assez facilement obtenu par les contractions forcées du voile du palais et par celles de tous les muscles du ventre, de la poitrine et du cou. Nous devons dire aussi que lorsque nous voulons rendre la voix de plus en plus lointaine, nous cherchons à la baisser insensiblement d'un huitième, d'un quart et d'un demi-ton, et en même temps à en adoucir le timbre, en relevant la pointe de la langue vers la luette, de telle sorte que la conca-vité que présente cet organe ainsi disposé, agisse comme la sourdine d'un instrument à vent ou la main d'un joueur de cor d'harmonie.

On voit que le principal secret des ventriloques est d'empêcher que l'air ne sorte par le nez, et de faire en sorte que ce fluide ne s'échappe par la bouche que d'une manière lente et tout-à-fait forcée. Il ré-sulte de ce mécanisme, que la voix semble être sourde et avoir la faiblesse et le timbre de la voix éloignée, ce qui, pour cette raison, fait croire qu'elle vient de loin. Pour augmenter encore le prestige, en donnant à la voix un son qui paraît venir d'un lieu déterminé, il suffit d'appeler adroitement l'attention vers ce lieu, et de parler ensuite dans cette direction en élevant plus ou moins le voile du palais pour que la voix s'éloigne ou s'approche à volonté. Il faut aussi tâcher de parler en faisant le moins possible des mouvements de la mâ-choire inférieure et avoir soin d'articuler en quelque sorte la bouche fermée ; enfin, le ventriloque devra se présenter presque toujours de profil, pour que sa figure paraisse plus impassible et aussi dépourvue de physionomie que celle d'un aveugle. Par ce moyen, il semblera encore plus ne prendre aucune part aux sons vocaux qu'il fait entendre, et parviendra à produire facilement l'illusion la plus complète. Nous devons dire aussi que pour augmenter le prestige, il faut avoir soin de parler de temps en temps avec la voix ordinaire, afin de faire mieux ressortir le contraste qui existe entre elle et les sons artificiels, dont l'oreille ne peut jamais distinguer exactement la direction.

Nous concluons d'après ce que nous venons d'exposer, que l'art du ventriloque consiste non-seulement dans la faculté d'imiter toute espèce de sons dans leur caractère ordinaire et lorsqu'ils sont modifiés par la distance ou par toute autre cause, mais encore de produire ces différentes espèces de sons par des mouvements musculaires qui ne soient pas aperçus des spectateurs. Il est bon d'ajouter encore, que la ventriloquie exercerait en vain toutes ses ressources d'imitation et de prononciation artificielle, si le son était comme la lumière propagé en ligne droite, et si l'oreille pouvait apprécier la direction de ce dernier, aussi exactement que l'œil apprécie celle des rayons lumineux.

Nous croyons devoir terminer ce que nous avions

à dire sur ce sujet, en joignant aux faits curieux que nous avons déjà fait connaître, les suivants, que nous rapportons d'après M. *William Nicholson,* et qui prouvent que pour porter l'art de l'engastrimysme au degré de perfection dont il est susceptible, il faut être éminemment doué d'une faculté instinctive d'imitation.

Le célèbre *Fitz-James*, dont Paris et Londres ont admiré les prodiges au commencement de ce siècle, se trouvait un jour dans un cercle où le fameux *Volange* venait de lire une comédie. Après la lecture, il amena la conversation sur les prestiges des préten- dus ventriloques, et avança que les voix qu'ils faisaient entendre, étaient celles de personnes cachées de di- verses manières, et postées en des lieux convenables; de telle sorte qu'une scène de ventriloquisme devait être préparée d'avance, et ne pouvait être improvisée. A peine avait-il exprimé cette opinion, qu'il reçut une réponse dont les assistants furent très-surpris : l'interlocuteur paraissait être à l'étage au-dessous et se faire entendre à travers le plancher. Mais la conversation devint bientôt plus extraordinaire : des bustes et d'autres statues y prirent part, énon- cèrent leur avis et discutèrent même avec feu. La cu- riosité des spectateurs étant suffisamment excitée, l'opérateur expliqua ses procédés, les exercices qu'il avait faits, les études auxquelles il s'était livré; il

fit comprendre, non-seulement par une exposition
clairement développée et par des applications faites
sur-le-champ, comment les spectateurs et les audi-
teurs non prévenus peuvent être trompés sur la distance et le lieu d'où la voix semble venir. Après avoir
montré les ressources de cette première partie de son
art, M. *Fitz-James* parla de la seconde, où l'intelligence a plus de part encore, où la flexibilité de l'organe ne suffit plus ; il fit voir qu'il avait médité sur
l'art du comédien, qu'il en connaissait tous les secrets
et qu'il savait les employer. Sa figure, qui exprimait
les diverses passions avec vérité et énergie, passait de
l'une à l'autre avec une étonnante rapidité : dans
l'intervalle de quelques minutes, on le voyait grand,
petit, fluet, d'un embonpoint excessif, gai, sombre,
affligé, simple, maniéré; enfin, il possédait le talent d'imitation le plus extraordinaire dont on ait
gardé le souvenir. Quoique le talent mimique de
M. *Fitz-James* semble tenir du prodige, nous ne
pensons pas qu'il ait pu surpasser celui de M. *Alexandre Vattemare*, que nous avons vu jouer vingt-
cinq personnages différents en moins d'un quart-
d'heure, et, nouveau Protée, apparaître successi-
vement en religieuse, en sapeur, en vieille femme,
en moine, en enfant, en jeune fille, etc., dont il
imitait parfaitement la voix, les gestes et la physionomie. Si l'on désirait avoir quelques autres détails

sur la ventriloquie, on ferait bien de consulter les
registres de l'Académie des sciences (janvier 1771,
page 406), ainsi que l'ouvrage de l'abbé *De la Cha-*
pelle, intitulé : *Le ventriloque ou l'engastri mythe,*
dans lequel on trouve des faits curieux concernant
M. *Saint-Gille*. Enfin la collection *de la Revue bri-*
tannique (Nᵒ de décembre 1828 et mars 1831).

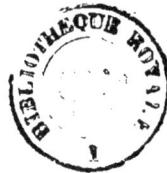

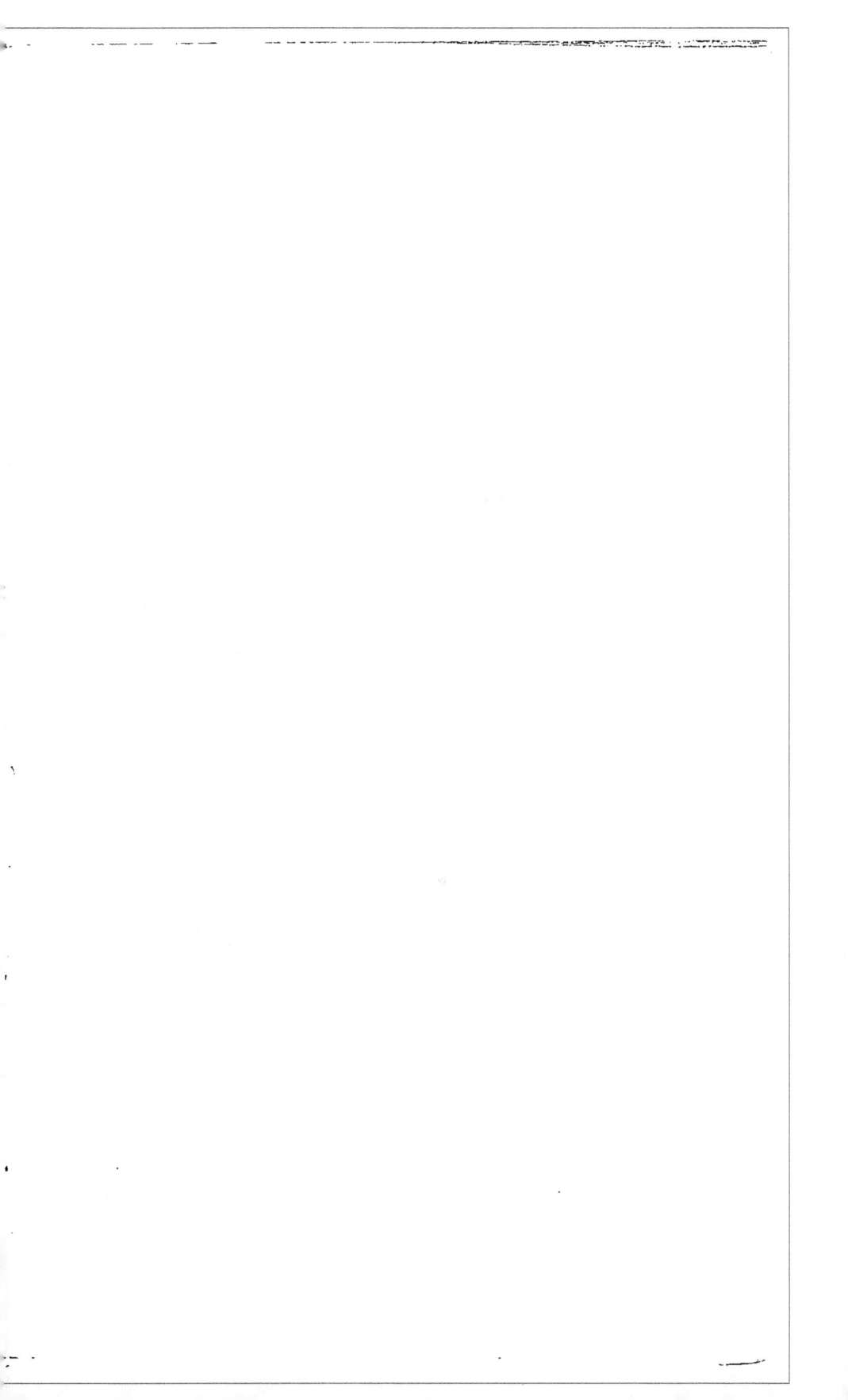

Ouvrages du docteur **COLOMBAT** de l'Isère.

TRAITÉ de tous les vices de la **PAROLE**, et en particulier du **BÉGAIEMENT**, précédé de recherches sur la physiologie de la voix, simple, moulée, articulée, le faucet, les cris et leur intonation dans chaque espèce de douleurs, la ventriloquie, l'histoire métaphysique et psychologique de la parole et du langage écrit, avec plusieurs planches, des tableaux synoptiques et des exercices orthophoniques dans les langues *française, anglaise, allemande, italienne, espagnole et latine.*5e édition. 2 vol. in-8. Prix : 10 fr., et 12 fr. par la poste.

Nota. Cet ouvrage, traduit en plusieurs langues, a valu à l'auteur un prix de 5,000 fr., décerné par l'Académie des sciences de l'Institut de France, le 18 décembre 1833.

TRAITÉ DES MALADIES DES FEMMES et de l'Hygiène spéciale de leur sexe, 1838, 2 vol. in-8, avec figures. Prix : 14 fr.

DICTIONNAIRE HISTORIQUE ET ICONOGRAPHIQUE de toutes les opérations et des instruments, bandages et appareils de la chirurgie ancienne et moderne, servant de complément à tous les autres dictionnaires de médecine. 4 tomes in-8, avec plus de 1,500 dessins. Prix : 20 fr. Le premier tome est en vente.

TRAITÉ DES MALADIES ET DE L'HYGIÈNE des organes de la voix, ou Recherches théoriques et pratiques sur la physiologie, la pathologie, la thérapeutique et l'hygiène de l'appareil vocal. in-8, avec planches. Prix : 6 fr., et 7 fr. 50 cent. par la poste.

NOUVEAU PROCÉDÉ pour extraire la pierre de la vessie, in-8. 1829.

L'HYSTÉROTOMIE, ou l'Amputation du col de la matrice dans les affections cancéreuses, suivant un nouveau procédé. in-8, avec planches. 1828.

DE LA LIGATURE et de la Compression des artères. in-8. 1828.

DU BAUME DE COPAHU. sans odeur ni saveur désagréables, administré dans la blennorrhagie et la leucorrhée ou flueurs blanches. in-8. 1832.

TABLEAU SYNOPTIQUE et statistique du bégaiement, et des moyens curatifs qui conviennent à chaque variété, suivi de l'articulation artificielle de tous les sons qui arrêtent le plus souvent les bègues.in-4.

MÉMOIRE SUR L'ORIGINE psychologique et et physiologique des sons articulés in-8. 1839.

MÉMOIRE SUR L'HISTOIRE et la physiologie de la ventriloquie, 1840.

MÉMOIRE SUR LE MÉCANISME DES CRIS et leurs intonations dans chaque espèce de douleurs ; in-8 1840.

Pour paraître.

DE L'HISTOIRE PHILOSOPHIQUE DE LA MUSIQUE et de l'influence de cet art sur les passions et la santé de l'homme. Un fort volume in-8.